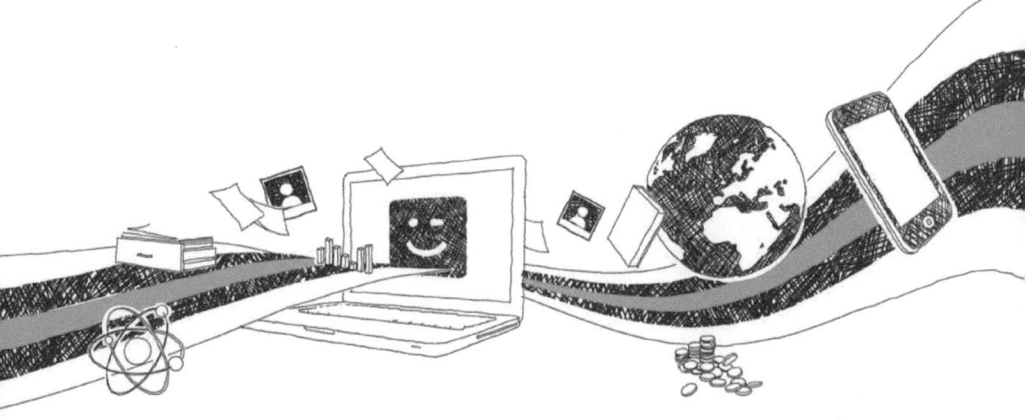
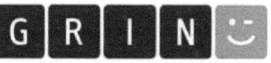

Bibliografische Information der Deutschen Nationalbibliothek:

Die Deutsche Bibliothek verzeichnet diese Publikation in der Deutschen National-
bibliografie; detaillierte bibliografische Daten sind im Internet über http://dnb.d-
nb.de/ abrufbar.

Impressum:

Copyright © 2014 GRIN Verlag
Druck und Bindung: Books on Demand GmbH, Norderstedt Germany
ISBN: 9783668879591

Dieses Buch bei GRIN:

https://www.grin.com/document/456662

Katharina Mentz

Die Psychiatriekritik der 1970er Jahre und Antipsychiatrie. Welche internationalen Einflüsse gab es?

GRIN Verlag

GRIN - Your knowledge has value

Der GRIN Verlag publiziert seit 1998 wissenschaftliche Arbeiten von Studenten, Hochschullehrern und anderen Akademikern als eBook und gedrucktes Buch. Die Verlagswebsite www.grin.com ist die ideale Plattform zur Veröffentlichung von Hausarbeiten, Abschlussarbeiten, wissenschaftlichen Aufsätzen, Dissertationen und Fachbüchern.

Besuchen Sie uns im Internet:

http://www.grin.com/

http://www.facebook.com/grincom

http://www.twitter.com/grin_com

Universität zu Köln
Humanwissenschaftliche Fakultät
Sommersemester 2014
Seminar: Die Anormalen. Psychiatriekritik in den 1970er Jahren.

Thema:

„Internationale Einflüsse der Antipsychiatrie."

Vorgelegt von

Katharina Mentz

Note: 1,0

Inhaltsverzeichnis

1. Einleitung

Das Seminar „Die Anormalen. Psychiatriekritik in den 1970er Jahren" legt, worauf der Titel bereits verweist, sein Augenmerk auf die Vorkommnisse der Psychiatriekritik in den 1970er Jahren. Behinderte Menschen kämpften während der Zeit der Krüppelbewegung und der Psychiatriekritik darum, nicht mehr Objekte von Mitleid, Fürsorge und Menschenrechtsverletzungen zu sein, sondern wahrgenommene Subjekte und Experten in eigener Sache. So sollten Diskriminierung, Misshandlung sowie Isolierung für sie ein Ende haben.

Der Begriff „Krüppel" stammt ursprünglich aus dem mittelhochdeutschen *„krüp(p)el"* bzw. aus dem mittelniederdeutschen *„krop(p)el"* und bedeutet ursprünglich *"der Gekrümmte"*[1]. Aufgrund der Bedeutungsverschlechterung wird der Begriff heute als ein Schimpfwort sowie als eine Diskriminierung angesehen und verliert somit seine eigentliche Funktion, eine körperliche oder geistige Behinderung festzustellen. Vertreter der Psychiatriekritik und der „Krüppelbewegung" forderten in den 1970er Jahren eine Änderung bezüglich des Blickwinkels auf Behinderung und dessen Begriff und erhielten dabei auch Unterstützung von Medizinern, Erziehungswissenschaftlern und Soziologen. Dabei eigneten sich die Mitglieder der Krüppelbewegung das Wort „Krüppel" selbst an, um zu provozieren und Aufmerksamkeit zu erlangen.[2]

Da der Umfang dieses Themengebietes sehr weiträumig ist, wurde sich in dieser Ausarbeitung auf den Themenschwerpunkt der internationalen Einflüsse fokussiert, um den vorgegebenen Rahmen einhalten zu können. Trotz dieser Einschränkung werden lediglich nur Teilgebiete genannt bzw. angeschnitten werden können. So soll anhand einiger Beispiele gezeigt werden, inwieweit internationale Einflüsse im Zuge der Psychiatriekritik zutragen kamen und die Aktivität einiger ausgewählter Länder bezüglich der Thematik der Psychiatriekritik angesprochen werden. Dabei wurde sich hauptsächlich am Text *„Mapping antipsychiatry. Elemente für die Geschichte einer transnationalen Bewegung"* von Benoît Majerus orientiert. Obwohl es schwer fällt, eine Einschätzung über vergangene Geschehnisse, die man selbst nicht erlebt hat, abzu-geben, soll dies in einem persönlichen Statement versucht werden.

---

[1]Vgl. Bibliographisches Institut GmbH (2014). Suchwort: Krüppel. Dudenverlag: Berlin.
[2]Vgl. https://web.archive.org/web/20121003051722/http://www.zedis.uni-hamburg.de/dokumente/
Bewegungsgeschichte_HH_04-06_Vortrag.pdf

2. Internationale Einflüsse

Betrachtet man internationale Geschehnisse der Psychiatriekritik, lassen sich bestimmte Konzepte und Institutionen erkennen, die einflussreicher waren als andere. Doch gibt es in diesem Zusammenhang nicht nur nennenswerte Institutionen, sondern auch bestimmte Persönlichkeiten, die dieses Themengebiet und dessen Entwicklung maßgeblich beeinflussten. Zudem zeichnet sich ab, dass der Einfluss der Anti-psychiatrie in verschiedenen Ländern unterschiedlich groß war. Auf all diese Punkte soll im Folgenden eingegangen werden.

In England starteten mehrere Psychiater gegen Ende der 1950er Jahre den Versuch, eine grundlegende Veränderung in der medizinischen psychiatrischen Versorgung zu erreichen. Eines der bekannteren Beispiele dafür ist das Experiment von David Cooper, die „Villa 21".[3] Dabei handelte es sich um eine Forschungsstation für junge Schizophrene im Shenley Hospital in Hertfordshire, in der Cooper sein Konzept der antiautoritären Psychiatrie erprobte. Zu seinen Leitideen gehörte, dass die Patienten ihre Behandlung größtenteils selbst bestimmen durften.[4] So verwendete Cooper den Begriff der „Antipsychiatrie" erstmals in seinem 1967 veröffentlichten Buch.[5]

Coopers Versuche fanden jedoch kaum Zuspruch und hatten eine Radikalisierung der Reformer zur Konsequenz, welche im Laufe der 1960er Jahre folglich eigene Konzepte außerhalb der Psychiatrie umzusetzen versuchten. So gründeten beispielsweise 1965 sechs Psychiater unter dem Vorsitz von Ronald D. Laing die „Philadelphia Association". Die Vereinigung hatte zum Ziel, psychisch Kranken durch gemein-schaftliches Zusammenleben in Form von betreutem Wohnen die Einweisung in eine psychiatrische Anstalt zu ersparen. So stellte dies eine radikale Abkehr von den herkömmlichen psychiatrischen Behandlungen dar.[6]

Ein daraus resultierendes Konzept war eine 1965 gegründete therapeutische Wohngemeinschaft in London, welche den Namen „Kingsley Hall" trug. Das Haus lässt sich als eine Art Wallfahrtsort bezeichnen, da sich dort in den 1960er Jahren eine Vielzahl

---

[3]Vgl. MAJERUS, Benoît (2010). Mapping antipsychiatry. Elemente für die Geschichte einer transnationalen Bewegung. In: Themenportal Europäische Geschichte. S. 2.
[4]Vgl. WALL, Oisin (2013). The birth and death of Villa 21. In: History of Psychiatry, Band 24. S. 326ff.
[5]Vgl. CROSSLEY, Nick (1998). R. D. Laing and the british anti-psychiatry movement: A socio-historical analysis. S. 877.
[6]Vgl. http://www.philadelphia-association.org.uk/documents/SidBriskinobituary.pdf

reformorientierter Psychiater aus ganz Westeuropa versammelten.[7] Diese sprachen sich für eine Veränderung der Situation psychisch Kranker aus. Ihr Konzept besagte, dass Mitglieder der Philadelphia Association sowie weitere Personen in der WG zusammenlebten. So befanden sich unter den Bewohner Kingsley Hall's Menschen, die früher als schizophren diagnostiziert und in die Nervenklinik eingewiesen worden waren und welche, die diese Diagnose erhalten hätten, sich jedoch weigerten, psychiatrische Patienten zu sein.[8] Zum Denkschema von Kingsley Hall gehörten das Einreißen von Hierarchien, die Deinstitutionalisierung von psychiatrischen Strukturen sowie das Ausleben der Krankheiten - des *„Wahnsinns"*. Somit zogen sie auch ein Ausbrechen aus der herkömmlichen medizinischen Logik in Betracht. Ihr Vorhaben lag darin, nicht nur die Medizin, sondern auch die Gesellschaft zu verändern, die ihrer Ansicht nach den Wahnsinn erst hervorkommen ließe.[9]

Anlässlich dieser Vorstellungen und Vorhaben organisierten im Jahr 1967 vier Psychiater eine Tagung im Londoner Kulturzentrum Roundhouse, die im Juli desselben Jahres abgehalten wurde. Die Organisatoren Ronald D. Laing, David Cooper, Aaron Esterson und Clancy Sigal gaben dieser Zusammenkunft den Namen *„Dialectics of Liberation"* und luden zahlreiche Gäste ein, die in der zweiwöchigen Tagung über die Gefangenschaft der Gesellschaften diskutierten und somit *„die politischen und akademischen Debatten der 1960er Jahre maßgeblich beeinflussten"*[10]. Ihr Schwerpunkt lag auf den Überlegungen, wie sich das Individuum aus den zahlreichen gesellschaftlichen Zwängen befreien könne, was auch die Kritik der modernen Institutionen (Schulen, Krankenhäusern, Fabriken u.ä.) beinhaltete.

Obwohl das Phänomen der Antipsychiatrie in mehreren Ländern von einer Vielzahl kritischer Sozialwissenschaftler und Psychiater konzipiert und verbreitet wurde, gab es einige Persönlichkeiten, die besonders hervorstachen und führende Positionen einnahmen.

Zum Kreis dieser Persönlichkeiten gehörte der bereits genannte britische Psychiater Ronald D. Laing. Er vertrat die Idee eines „ökologischen Selbst", welches besagte, dass der Mensch nicht von (einzelnen) Spezialisten behandelt werden sollte. Stattdessen forderte er die Ärzte auf, den Patienten als Ganzes zu betrachten.

---

[7]Vgl. MAJERUS, Benoît (2010). Mapping antipsychiatry. S. 2.
[8]Vgl. http://www.sgipt.org/medppp/antips1.htm#Kingsley-Hall.
[9]Vgl. MAJERUS, Benoît (2010). Mapping antipsychiatry. S. 2.
[10]Ebd. S. 1.

Zudem entwickelte Laing eine existentielle Psychologie und Psychiatrie und betonte immer wieder, dass die subjektive Erfahrung berücksichtigt werden sollte. In seiner Praxistätigkeit versuchte er die geschilderten Erlebnisse seiner Patienten nicht als Ausdruck einer psychischen Krankheit zu definieren, sondern diese vielmehr *„als sinnvoll zu lesen"*[11]. In seinem 1960 veröffentlichten Buch *„Divided Self"* berichtete Laing über die Behandlung von Schizophrenie diagnostizierten Menschen und versuchte so, die Psychiatrie durch eine kritische Analyse zu definieren. Auffällig war, dass Laing die Problemursache nicht hauptsächlich im Patienten selbst verankert, sondern viel mehr durch das Beziehungsgeflecht der Familie ausgelöst sah. So war es nicht verwunderlich, dass das Augenmerk seiner Analysen auf den Kontext des Familiengefüges beschränkt blieb und man eine darüber hinausführende gesellschaftliche Kritik vergeblich suchte.[12]

Michel Foucault, der in Frankreich tätig war, hatte hingegen eine ganz andere Sicht bezüglich der Antipsychiatrie, die historisch begründet war. Seiner Auffassung nach gab es bereits vor dem Zeitalter der Aufklärung einen Dialog zwischen Verstand und Unvernunft. Letztendlich stellt er fest, dass die Bedeutung des Wahnsinns als eine Fehlfunktion einer ursprünglich gesund angelegten Vernunft gesehen wird. Wahnsinn wird somit schlussfolgernd als der defekte Modus einer natürlichen Vernünftigkeit angesehen. In seinem 1961 erschienenen Werk *„Folie et déraison"* (dt. Wahnsinn und Unvernunft) erklärt er, dass der Aufstieg der Vernunft im Zeitalter der Aufklärung *„die Macht nicht in Frage gestellt, sondern sie legitimiert"*[13] hat, weshalb er diese Zeit auch als dunkles Mittelalter betitelt. Seiner Auffassung nach wurde der *„Wahnsinn"* zu früheren Zeitpunkten noch nicht als etwas radikal *„Anderes"* betrachtet. Zudem vertritt Foucault die Ansicht, dass der veränderte Status der Wahnsinnigen eng mit dem Kapitalismus verbunden sei. Einen Beweis sah er in der Tatsache, dass notwendige flexible Arbeitskräfte in den Anstalten eingesetzt wurden. Er klagte an, dass das Einsperren den Umstand der Entfremdung erst produziert habe.[14]

Eine weitere nennenswerte Persönlichkeit dieses Themenbereichs ist der US-amerikanische Soziologe Erving Goffman. Er veröffentliche zu Anfang der 1960er Jahre das bedeutende Buch *„Asylums"*. Goffman lieferte der Antipsychiatrie das zentrale Stichwort in ihrem Kampf, indem er vom Konzept der *„totalen Institutionen"*

---

[11]Ebd. S. 3.
[12]Vgl. ebd. S. 3.
[13]Ebd. S. 3
[14]Vgl. ebd. S. 3.

sprach, welches sich durch mehrere Elemente auszeichnete, die er allesamt stark kritisierte. So wäre der Zustand zu nennen, dass die traditionellen Grenzen zwischen Schlaf-, Freizeit-und Arbeitsraum vollends aufgelöst sind, was eine Reduzierung des Raums als Konsequenz mit sich zieht und ihn multifunktional werden lässt. Zudem vergleicht er den Zustand der Einlieferung des Patienten in eine totale Institution mit dem bürgerlichen Tod, da ihm hierdurch Merkmale des alltäglichen Lebens geraubt werden. Hierzu zählt Goffman das Privatleben des Patienten sowie seine Kleider oder weitere persönliche Dinge, wodurch die Person letztendlich ihre Individualität verliert. In einer totalen Institution erhält der Patient eine Identität, die nicht mit der außerhalb der Anstalt zu vergleichen ist. Goffman kritisiert in seiner Antipsychiatrie den Umstand der alltäglichen Zeremonien in besagten Institutionen, der den ständigen Gegensatz zwischen Insassen und Personal vor Augen führt. Er verwies darauf, dass solche Prozesse ebenfalls in Klöstern oder Gefängnissen zu finden sind oder in nationalsozialistischen Konzentrationslagern zu finden waren. All diese Kritikpunkte führten zu zwei Phänomenen, erklärte er. Das erste Phänomen sei, dass das Verhalten des Patienten als Teil seiner Krankheit interpretiert werde. Somit würden Verhaltens-weisen, *„die von der Gesellschaft akzeptiert werden, solange der Handelnde nicht als psychisch krank betrachtet wird, einen neuen Sinn in der Anstalt"* [15] erhalten. Das zweite Phänomen sieht er in der sozialen Entfremdung, welche eine Folgeerscheinung der geistigen Entfremdung sei und welche durch die Entfremdung im Asyl zusätzlich verstärkt wird. Zustände wie die räumliche Organisation, die Behandlung der Patienten oder das Einschließen sorgten so für eine Verschlechterung des Zustandes des Patienten. [16]

Der letzte in dieser Ausarbeitung zu nennende Verfechter der Antipsychiatrie ist der italienische Psychiater Franco Basaglia, der sich seit 1961 für eine Lockerung der Anstaltsstrukturen einsetzte. Bekanntheit erlangte er durch sein Werk *„L'istituzione negata"* (dt. „Die negierte Institution", 1968). Als er 1964 seinen Lebensstandort nach Triest verlagerte, entwickelte sich die norditalienische Stadt schnell zu einem *„Mekka der Antipsychiatrie"* [17], in die viele kritisch eingestellte Psychiater aus Westeuropa pilgerten. Basaglia ist an dieser Stelle zu nennen, da es der antipsychiatrischen Bewegung um ihn herum gelang, die Thematik dauerhaft in der Gesellschaft und im politischen Tagesgeschehen aufrechtzuhalten. Dies hatte zur Folge, dass eine

---

[15]Ebd. S. 4.
[16]Vgl. ebd. S. 3f.
[17]Ebd. S. 5.

reformierte Psychiatrie ein breites Anliegen der Gesellschaft wurde. 1978 ließ sich mit dem „Gesetz 180" ein erster großer Erfolg verzeichnen, welches verordnete, sämtliche psychiatrische Asyle mittelfristig zu schließen. Da die Umsetzung abhängig von den jeweiligen lokalen und regionalen Behörden erfolgte, gibt es noch heutzutage geographisch auffallende Kontraste. Findet man heutzutage im südlichen Italien noch immer große asyläre Strukturen, sind diese im Norden kaum noch aufzufinden.[18]

Zweifellos ist eine gewisse Kritik an asylären Strukturen seit Anfang des 19. Jahrhunderts ständiger Begleiter der modernen Psychiatrie. Dieses Phänomen war in manchen Ländern mehr ausgeprägt, in anderen weniger.

Bereits nach Ende des Zweiten Weltkriegs wurden in Amerika und in England Artikelserien und Bücher veröffentlicht, die die Missstände in den psychiatrischen Asylen thematisierten. Dort wurden unter Anderem unmenschliche Machtstrukturen, brutal bewertete Therapieformen (bsp. Elektroschock) oder auch die Herabstufung der Krankheiten auf deren medizinische Aspekte angeklagt. Obwohl eine psychiatrische Reformbewegung (*therapeutic community*) entstand, wurde zunächst nicht an der Sinnhaftigkeit der Anstaltsstrukturen gezweifelt. So kam es erst allmählich zu einer Verbreitung außerhalb des britischen Raumes.[19] Trotzdem blieb das englische Beispiel bis Ende der 1960er Jahre federführend, was antipsychiatrische Denk-schemata anging. Die Niederlande griffen die britischen Vorstellungen sehr schnell auf und setzen diese sogar teilweise in wenigen psychiatrischen Anstalten in die Praxis um. Ein gegenteiliges Bild zeichnete sich in Frankreich ab. Obwohl das Land mit Michel Foucault eine eigene Stimme der Antipsychiatrie besaß, stellten sich keine nennens-werten Veränderungen ein. Eine Erklärung dafür liefert die gegen Ende der 1950er Jahren einsetzende „*sectorisation*" - eine Reform, die eine Zusammenfassung der psychiatrischen Einrichtungen eines geographischen Gebietes versprach und unter einheitlicher Leitung und Organisation erfolgte. An sie wurden hohe Erwartungen bezüglich grundlegender Veränderung psychiatrischer Strukturen gestellt. Die Psychoanalyse war und ist in Frankreich sehr existent und stellte somit einen alternativen kritischen Diskurs da. Auch in Deutschland gab es gewisse Konzepte der Antipsychiatrie, die immer radikaler

---

[18]Vgl. ebd. S. 5.
[19]Vgl. ebd. S. 1.

wurden. Ein Beispiel hierfür ist das „Sozialistische Patientenkollektiv", welches im Jahre 1970 von 52 Psychiatrie-Patienten unter der Leitung von Wolfgang Huber gegründet wurde. Die Organisation sah es als ihre Aufgabe an, den Wahnsinn und seine Funktion in der Gesellschaft politisch zu analysieren. So entstand in Deutschland eine Therapiegemeinschaft, die die Krankheit zur Waffe wandeln wollte und eine klassenlose Gesellschaft zum Ziel hatte.

3. Persönlicher Kommentar

Das Themenfeld Behinderung, ganz gleich ob körperliche oder psychische, war von Beginn der Thematisierung an konfliktbelastet und ist es auch heutzutage noch. Die erste Gruppierung behinderter Menschen, die Strukturen zur Durchsetzung ihrer Interessen hatte, formierte sich nach dem Ende des Zweiten Weltkrieges aus den Kriegsgeschädigten in den Kriegsversehrtenverbänden. Die Alliierten drängten jedoch, dass auch sogenannte Zivilgeschädigte in den Verband aufgenommen wurden.[20] Erst gegen Ende der 1950er Jahre begannen Eltern behinderter Kinder für deren Rechte einzutreten und Elternverbände zu gründen. Durch ihre Bemühungen trug ihre Arbeit bald Früchte und Sonderkindergärten sowie –schulen und Werkstätten wurden eröffnet. Als die betroffenen Kinder der Vereinsgründer und – mitwirkenden jedoch erwachsen wurden, deckten sich viele Interessen der beiden Parteien nicht mehr. Trotzdem war ein Mitwirken der Menschen mit Behinderungen in den Vereinen ihrer Eltern weder geplant noch vorgesehen.[21] Dies stellt für mich einen der grundlegenden Fehler dar, den leider viele Menschen in unterschiedlichsten Themengebieten begehen und der immer wieder wiederholt wird. Trotz guter Absicht der Handelnden geschieht es, dass diese *über* die Betroffenen hinweg entscheiden und *für* sie sprechen, statt sie selber entscheiden und sprechen zu lassen. Meines Erachtens nach können Nicht-Betroffene ausschließlich spekulieren, wie sich bestimmte Sachverhalte anfühlen müssen und welche Schlussfolgerungen und daraus resultierenden Handlungen wohl in bestimmten Situationen am besten geeignet wären. Um jedoch bestmögliche Resultate erreichen zu können, muss man

---

[20]Vgl. FANDREY, Walter (1990). Krüppel, Idioten, Irre. Zur Sozialgeschichte behinderter Menschen in Deutschland. S. 261f.
[21]Vgl. ftp://ftp.uibk.ac.at/pub/uni-innsbruck/bidok/texte/jaeh-kap4.zip

die Menschen zur Sprache kommen lassen, die die Entscheidungen letztendlich betreffen.

Als zu Beginn der 1970er Jahre die Krüppelbewegung entstand, die im Seminar thematisiert wurde, ließ sich eine Entwicklung betrachten, die ich als fortschrittlich bezeichnen würde. So rückte man von den nichtbehinderten Funktionären ab und ließ Menschen mit körperlicher Behinderung selbst für sich und ihre Rechte kämpfen. Zumal dies meist Rechte und Möglichkeiten waren (und heute teilweise noch sind), die für Menschen ohne eine Behinderung meist als völlig selbstverständlich galten. Ich kann mir kaum vorstellen, wie sich Menschen mit einer körperlichen oder geistigen Behinderung zu damaliger Zeit durch die ihnen auferlegte räumliche und soziale Isolation gefühlt haben müssen. Selbst in der heutigen Zeit, in der Menschen mit Behinderung oder mit psychischen Erkrankungen im Gefüge der Gesellschaft als „normal" und dazugehörig gelten, kann man immer wieder zahlreiche Reaktionen beobachten, die sich bei einem Aufeinandertreffen mit Angst und Unbehagen beschreiben lassen. Auch ich möchte mich persönlich von diesen Gefühlen nicht völlig distanzieren. Die jüngeren Generationen lernen zumeist in ihrer Erziehung, sich bei der Interaktion mit einem Mensch mit körperlichen oder psychischen Besonderheiten „zusammenzureißen". Mein Unbehagen in diesen Situationen gründet sich auf die Annahme, dass diese Menschen andere Ansprüche haben und der daraus folgenden Verunsicherung, diese Bedürfnisse nicht erkennen oder erfüllen zu können. Dabei ist mir bewusst, dass ich mir durch meine Ängste selbst eine Blockade erschaffe, die es immer wieder aufs Neue zu überwinden gilt. Es ist ein Grundmechanismus sozialer Beziehungen von Menschen, unangenehmen oder bedrohlich wirkenden Situationen auszuweichen. Dies hat die Konsequenz, dass Interaktionen mit Menschen, die uns anders erscheinen, sofern es möglich ist, oft aus dem Wege gegangen wird. Folgen dieses Verhaltens sind zwangsläufig Isolation und Diskriminierung.[22] Dies bezieht sich nicht nur auf körperliche Behinderungen, sondern auch auf psychische Besonderheiten.

Dies könnte mit eine der Erklärungen sein, warum es der Gesellschaft der 60er Jahre ein Anliegen war, psychiatrische Patienten wegzusperren und sie medikamentös ruhigzustellen. Man fürchtete sich vor der Andersartigkeit dieser Menschen und konnte so denen als für sie unangenehm einzustufenden Begegnungen einfach aus dem Weg gehen. Meines Erachtens nach ist es ein mutiger Schritt, aus der Reihe

---

[22]Vgl. CLOERKES, Günther (1985). Einstellung und Verhalten gegenüber Behinderten. S. 1.

von Psychiatern hervorzutreten, lautstark eine andere Meinung kundzutun und diese Überzeugung auch anhand praktischer Versuche in die Tat umzusetzen. Ronald D. Laing und David Cooper trugen so im Zuge der Antipsychiatrie eine fortschrittliche und bedeutungsvolle Rolle, als sie erklärten, dass es für psychiatrische Diagnosen keine objektiven klinischen Kriterien gibt. Ihre Auffassung, dass Schizophrenien psychische Überlebensstrategien aufgrund unerträglicher Familiensituationen und kapitalistischen Ausbeutungsverhältnissen sind, zeigte ein deutliches Verständnis für die betroffenen Menschen statt diese zu verurteilen. Es ist leicht, eine Überzeugung zu haben, die von gesellschaftlichen Standards abweicht. Schwerer ist es jedoch, diese Überzeugung auch auszuleben und zu verteidigen. Traut sich einer den ersten Schritt zu machen, finden sich zumeist bald Gleichgesinnte, die sich derselben oder ähnlicher Über-zeugung verschreiben. Dem Aufschrei der Psychiatriekritik folgten weltweit sozial-psychiatrische Reformer, die ebenfalls gegen die Weiterführung von Großkliniken protestierten. Der bereits genannte Franco Basaglia verbreitete seine demokratische Psychiatrie, in dessen Zuge die Kliniken verkleinert und psychiatrische Abteilungen an Krankenhäusern geschaffen wurden. Neben den genannten Idealen, die ich als fort-schrittlich und mutig einordnen würde, gibt es jedoch einen Punkt, der mir bei der Bearbeitung dieser Thematik bitter im Gedächtnis blieb – die medikamentöse Behand-lung der psychiatrischen Patienten. Es ist mir unerklärlich, wie der Einsatz von Medikamenten fortgeführt werden kann, obwohl deren neuroleptika- und antidepressivabedingten Langzeitschäden bekannt sind. Das damals praktizierte Ausweichen auf eine Behandlung mit Elektroschocks stellt für mich ebenso keine Lösung dar und wird von mir als menschenverachtend verurteilt. Auch psychiatrische Patienten besitzen Menschenrechte, welche eine Zwangsverabreichung von Medikamenten oder Elektroschocks (in Extremfällen ohne Zustimmung der Familien-mitglieder) sowie willkürliche Zwangsunterbringung verhindern sollten. Das Schweigen der Verantwortlichen und die Ausführung des psychiatrischen Personals hinsichtlich dieser Behandlungsformen ruft bei mir Unverständnis hervor. Leider kommt es, damals wie heute, immer wieder vor, dass sich das Pflegepersonal in unterschiedlichsten Einrichtungen nicht über die tragende Verantwortung gegenüber ihren Patienten bewusst ist. Auch führt fehlendes Verständnis für die Verhaltensweisen von Menschen mit geistigen Behinderungen oder psychischen Erkrankungen oft dazu, dass sich das Gegenüber als höherwertig einschätzt und so ein Werteungleichgewicht aktiviert wird. Dabei bewerte ich es als kleingeistig und selbstüberschätzend, davon auszugehen, dass die eigenen Verhaltensweisen der Norm entsprechen und abweichende automatisch als falsch gelten.

Doch auch das Arbeitsfeld der Antipsychiatrie hat sich weiterentwickelt und so lassen sich innerhalb der neuen humanistischen Antipsychiatrie seit den frühen 80er Jahren Zielsetzungen finden, die ich gutheiße. Ähnlich der Krüppelbewegung sind die Akteure keine Außenstehenden, die für und über Menschen mit geistigen Erkrankungen sprechen wollen, sondern es sind die Psychiatriebetroffenen selber. Sie ziehen allgemeine Menschenrechtserklärungen für ihre Argumentation heran und erklären, dass *„es Geisteskrankheiten (im Gegensatz zu Hirnkrankheiten) als medizinische Komplexe mit kategorisierbaren Ursachen, Verläufen und Prognosen nicht gibt.“*[23]. Ein System mitmenschlicher Hilfeleistung für Menschen in psychischen Notlagen sozialer Natur zu entwickeln, halte ich für sinnvoll. Warum sollte es keinen Ort geben, an dem Menschen mit einer gewissen Andersartigkeit in weniger institutionellen Zwängen in Ruhe leben dürfen? Keinesfalls möchte ich Probleme ignorieren, die im Zuge psychischer Erkrankungen auftreten können, jedoch glaube ich, dass es andere Wege gibt, als die der medikamentösen Ruhigstellung, um ihnen zu begegnen. Möglichkeiten hierfür wären gesunde Ernährung, alternative Medizin, spirituelle Übungen und natürliche Heilverfahren.

Gemeinsamer Nenner der ursprünglichen wie auch der neuen Antipsychiatrie sind wohl die auftretenden finanziellen Schwierigkeiten. Ein hoher Bedarf an Personal, entsprechende Unterbringungsmöglichkeiten sowie die Anwendung der unterschiedlichen Behandlungs- und Unterstützungsmöglichkeiten führen zu einem hohen Kostenfaktor. Diesen könnte man umgehen, indem man die betreffenden Personen von der Gesellschaft isoliert und in Großkliniken medikamentös ruhigstellt, allerdings wäre dies eine wahrlich unethische und menschenrechtsverachtende Lösung. Es kann von Nöten sein, Menschen „einzusperren", um zu verhindern, dass sie sich oder anderen Menschen ernsthaften Schaden zufügen. In diesen Fällen sollten die Betroffenen jedoch vor dem Zwang medikamentöser Behandlung geschützt werden. Die Anwendung von synthetischen oder gar giftigen psychiatrischen Psychopharmaka sollte generell minimiert werden und zukünftig möglichst überflüssig sein. Es kann keine akzeptable Lösung darstellen, Medikamente zu verabreichen, die das Ausleben psychisch kranker Verhaltensweisen unterdrücken

---

[23]Lehmann, Peter / Peter Stastny (2007). Statt Psychiatrie 2. S. 31.

oder minimieren und zeitgleich psychopharmakabedingte Schmerzen oder Behinderungen hervorrufen.

Eine vollständige Abschaffung der Psychiatrie führt nicht zum Verschwinden der Beschwerden von Menschen mit psychischen Erkrankungen, jedoch führen Elektroschocks und Psychopharmaka auch nicht dazu. Bei jeglichen Überlegungen sollten Empathie und Interesse für die Betroffenen im Vordergrund stehen.

4. Fazit

Die Thematik der Antipsychiatrie und deren nationale und internationale Auswirkungen sind weitreichend und vielschichtig zu betrachten. Diese Ausarbeitung beinhaltet ausschließlich Ansätze dieser Thematik. Schlussfolgernd lässt sich jedoch feststellen, dass es internationale Einflüsse innerhalb der Antipsychiatrie gegeben hat und dass diese von Land zu Land unterschiedlich stark ausgeprägt waren. Man kann zudem davon ausgehen, dass die antipsychiatrische Bewegung in Europa maßgeblich von den drei im zweiten Kapitel genannten Publizierungen stark beeinflusst wurde. So gab es Übersetzungen der Werke in mehrere Sprachen und immer wiederkehrende Erscheinungen in bedeutenden Buchreihen und Neuauflagen.[24] Auch lässt sich der internationale Einfluss an den unterschiedlichen Konzepten erkennen, die die Forderung nach nutzerkontrollierten Alternativen zur Psychiatrie zur Zielsetzung hatten. Auch der Verzicht auf schädliche Pharmazeutika vereinte manche Psychiatriekritiker. Majerus kommt zum Entschluss, dass der Kongress Dialectics of Liberation der erste Höhepunkt einer antipsychiatrischen Bewegung darstellte, die im englischsprachigen Raum seit dem Ende der 1950er Jahre einen immer größeren Einfluss erhielt.[25] Zudem wird ein Zusammenhalt der Bewegung in verschiedenen Ländern sichtbar, als eine polizeiliche und gerichtliche Verfolgung des Sozialistischen Patientenkollektivs erfolgte. Europaweite Solidaritätsbewegungen waren die Konsequenz und zeigten sich beispielsweise in Belgien durch Protestmeetings oder in Frankreich durch kursierende Petitionen.[26] Es wird außerdem deutlich, dass eine Vielzahl an Konzepten aus den Vereinigten Staaten die europäische Antipsychiatrie beeinflusste, wodurch ein gemeinsames Ziel

---

[24]Vgl. MAJERUS, Benoît (2010). Mapping antipsychiatry. S. 4.
[25]Vgl. ebd. S. 1.
[26]Vgl. ebd. S. 2f.

zu erkennen war. Länderübergreifend fassten Vertreter der Antipsychiatrie den sogenannten „Wahnsinn" als stark sozial konstruiert und gesellschaftlich bedingt auf, weshalb auch die zugehörigen Institutionen als soziales Kontrollorgan kritisiert wurden. Das Unterfangen der Antipsychiatrie gipfelte in der Forderung der Abschaffung der Psychiatrien in der ursprünglichen Form, da diese als potentiell krankmachend diagnostiziert wurden.[27]

Zusammenfassend lässt sich sagen, dass der Einfluss in den verschiedenen Ländern unbestreitbar unterschiedlich weitreichend war, es jedoch eine Vielzahl von Berührungspunkten gegeben hat. Sei es das Streben nach Selbstverwaltung, das Infrage stellen von Autoritäten und Krankheitsbildern, ein kritisches Hinterfragen der Behandlung oder das skeptische Betrachten hinsichtlich der Medikation. Ob in der alten oder der als neu einzuordnenden Antipsychiatrie, einer der zentralen antipsychiatrischen Positionen besteht in der Überzeugung, dass es „psychische Krankheit" als medizinische Kategorie nicht gibt. Durch eine solche Diagnose werden neue Probleme erst geschaffen statt bei der Lösung der bestehenden zu helfen. Es bedarf einerseits ein großes Maß an Unterstützung und Beistand der betroffenen Menschen und andererseits einer enormen finanziellen Unterstützung sowie einer Vielzahl an Mitarbeitern/innen. Die Ideale der Psychiatriekritik fordern dazu auf, Menschen in psychischen Notlagen Unterstützung und Hilfestellung anzubieten statt sie durch Elektroschocks und synthetische Psychopharmaka ruhigzustellen. Eine Einstufung der betroffenen Personen als psychisch krank und gemeingefährlich hingegen schafft gesellschaftliche und soziale Isolationen und führt zu Diskriminierungen. Jeder Mensch verfügt über den Anspruch auf seine Menschenrechte und ein ethisches Miteinander auf Augenhöhe. Letztendlich lässt sich der internationale Einfluss der Antipsychiatrie auch in der Medienwelt wiederfinden. So bietet dieses Themengebiet genug Diskussionsstoff für zahlreiche Bücher und Filme. Einer der berühmtesten Verfilmungen stammt von Milos Forman aus dem Jahre 1975, *„Einer flog übers Kuckucksnest".*

---

[27]Vgl. ebd. S. 4.

5. Quellenverzeichnis

Literatur:

BIBLIOGRAPHISCHES INSTITUT GMBH (2014). Suchwort: Krüppel. Dudenverlag: Berlin.

CLOERKES, Günther (1985). Einstellung und Verhalten gegenüber Behinderten – Eine kritische Bestandsaufnahme internationaler Forschung. 3. Erweiterte Auflage. Bidok: Berlin.

CROSSLEY, Nick (1998). R. D. Laing and the british anti-psychiatry movement: A socio-historical analysis. In: Soc. Sci. Med. Vol. 47, Nr. 7/1998. S. 877–889.

FANDREY, Walter (1990). Krüppel, Idioten, Irre. Zur Sozialgeschichte behinderter Menschen in Deutschland. Silberburg Verlag: Stuttgart.

JÄHNERT, Detlev (1995). Es muss nicht nur die WfB sein. Online unter: ftp://ftp.uibk.ac.at/pub/uni-innsbruck/bidok/texte/jaeh-kap4.zip [Letzter Zugriff: 2.02.2016]

KÖBSELL, Swantje. Gegen Aussonderung – für Selbstvertretung: zur Geschichte der Behindertenbewegung in Deutschland. Online unter: https://web.archive.org/ web/20121003051722/http://www.zedis.uni-hamburg.de/dokumente/Bewegungs geschichte_HH_04-06_Vortrag.pdf [Letzter Zugriff: 7.01.2016].

LEHMANN, Peter / STASTNY, Peter (2007). Statt Psychiatrie 2. Antipsychiatrieverlag: Berlin/ Eugene/ Shrewsbury.

MAJERUS, Benoît (2010). Mapping antipsychiatry. Elemente für die Geschichte einer transnationalen Bewegung. In: Themenportal Europäische Geschichte.

PHILADELPHIA ASSOCIATION (2007). Philadelphia Association. Psychotherapy, Philosophy & Community. Online unter: http://www.philadelphia-association.org.uk/ [Letzter Zugriff: 26.08.14].

SPONSEL, Rudolf (2001). Antipsychiatrie. Glossar, Dokumentation und Kritik der Kritiker. Erlangen. Online unter: http://www.sgipt.org/medppp/antips1.htm [Letzter Zugriff: 26.08.14].

WALL, Oisin (2013). The birth and death of Villa 21. In: History of Psychiatry, Band 24. S. 326 – 340.

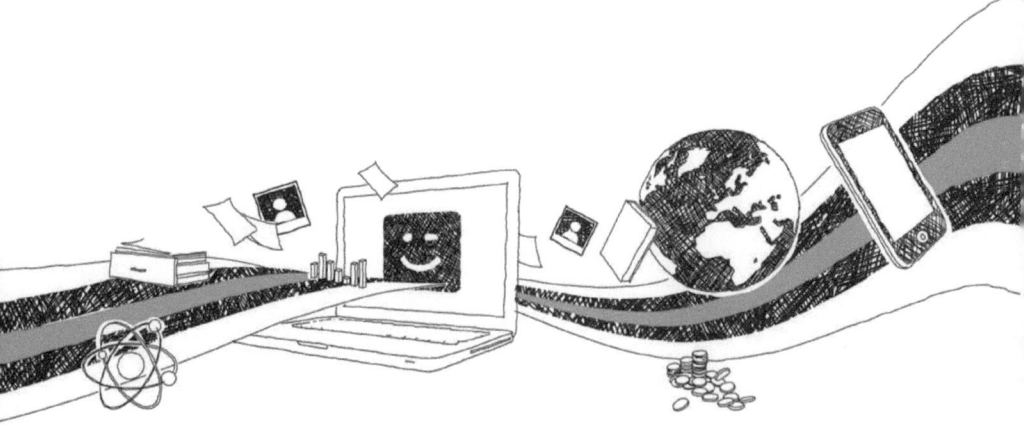
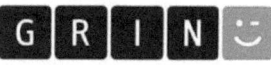